Recetas Cotidianas Para La Dieta Cetogénica

Recetas Rápidas Y Equilibradas Para Su Dieta Cetogénica. Comidas Fáciles, Sanas Y Crujientes Para Su Familia Y Amigos

Allison Rivera
Estrella Blanco

uso de la información contenida en este documento, incluyendo, pero no limitado a, — errores, omisiones o inexactitudes.

TABLA DE CONTENIDOS

BATIDOS Y RECETAS DE DESAYUNO

Chaffles de calabacín parmesano

Tiempo de preparación: 10 minutos Tiempo de cocción: 14 minutos

Porciones: 2

Ingredientes:

- **1 taza de calabacín rabacín rallado**

- **1 huevo batido**

- **1/2 taza de queso parmesano** finamente rallado

- **Sal y pimienta negra recién molida al gusto**

Instrucciones:

1. **Precalentar la plancha de gofres.**

2. **Ponga todos los ingredientes en un tazón mediano y mezcle bien.**

3. **Abra el hierro y agregue la mitad de la mezcla. Cierre y cocine hasta que esté**

crujiente, 7 minutos.

4. **Retire el chaffle en un plato y haga otro** con la mezcla **restante.**

5. **Corta cada paja en cuñas y sirve después.**
Nutrición: Calorías 138; Grasas 9.07g; Carbohidratos 3.81g; Carbohidratos Netos 3.71g; Proteína 10.02g

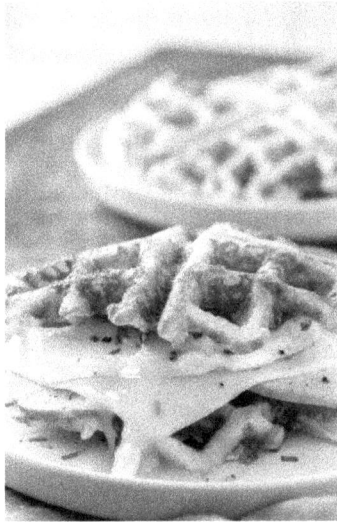

Licitaciones de

pollo delicioso

Tiempo de preparación: 10 minutos Tiempo de cocción: 15 minutos Servir: 4

ingredientes:

- 1 1/2 lb de   pollo tierno
- 1 cucharadita de condimento de pollo
- 1 cucharada de aceite de oliva
- 2 cucharadas de salsa bbq, sin endulzar

Indicaciones:

1. Agregue todos los ingredientes excepto el aceite en una bolsa con cremallera.
2. La bolsa de foca se agita bien y se coloca en la nevera durante 2-3 horas.
3. Caliente el aceite en una sartén a fuego medio.
4. Cocine las calzones de pollo en una sartén hasta que estén completamente cocidas.
5. Sirva y disfrute.

Valor nutricional (cantidad por porción):

Calorías 364

Grasa 17 g

Carbohidratos 3 g

Azúcar 3 g

Proteína 50 g

Colesterol 150 mg

Chaffles de yogur

Porción: 6 pajas.

Tiempo de preparación: 30 minutos Tiempo de cocción: 0 minutos

ingredientes

- **1-1/4 tazas de harina** multiusos

- **1-1/2 cucharaditas de polvo de hornear**

- **1 cucharadita de bicarbonato** de sodio

- **1/4 cucharadita de sal**

- **2 tazas (16 onzas) de yogur natural**

- **1/4 de taza de mantequilla, derretida**

- **2 huevos**

- **2 cucharadas de miel**

- **1/2 taza de queso mozzarella rallado**

- **Yogur de frambuesa, melocotón o fresa**

- **Frambuesas, arándanos y/o melocotones en rodajas**

dirección

En un tazón, combine la harina, el polvo de hornear, el bicarbonato de sodio y la sal. Batir en yogur natural, mantequilla, huevos queso mozzarella y miel hasta que quede suave. Hornee en una plancha de gofre precalentada de acuerdo con las instrucciones del fabricante hasta que se dore. Cubra con yogur aromatizado y fruta.

Nutrición: Calorías: 516 calorías Grasa total: 24g Colesterol: 204mg Sodio: 1089mg Carbohidratos totales: 59g Proteína: 15g Fibra: 1g

Bocadillos de frutas de chaffle

Tiempo de preparación: 10 minutos
Tiempo de cocción: 14 minutos Porciones: 2

Ingredientes:

- 1 huevo batido

- 1/2 taza de queso cheddar finamente rallado

- 1/2 taza de yogur griego para cobertura

- 8 frambuesas y moras para cobertura

Instrucciones:

1. Precalentar la plancha de gofres.

2. Mezcle el huevo y el queso cheddar en un tazón mediano.

3. Abra el hierro y agregue la mitad de la mezcla. Cierre y cocine hasta que esté crujiente, 7 minutos.

4. Retire el chaffle en un plato y haga otro con la mezcla restante.

5. Corta cada paja en cuñas y colócala en

un plato.

6. Cubra cada gofre con una cucharada de yogur y luego dos bayas.

    7. Sirva después.

Nutrición: Calorías 207; Grasas 15.29g; Carbohidratos 4.36g; Carbohidratos Netos 3.86g; Proteína 12.91g

Pastel de gasa de mantequilla de almendras con glaseado de mantequilla de chocolate

Tiempo de preparación: 20 minutos Tiempo de cocción: 28 minutos Porciones: 4

Ingredientes:
Para los rozaduras:

- 1 huevo batido

- 1/3 taza de queso mozzarella finamente rallado

- 1 cucharada de harina de almendras

- 2 cucharadas de mantequilla de almendras

- 1 cucharada de azúcar de confitero desviado

- 1/2 cucharadita de extracto de vainilla

Para el glaseado de mantequilla de chocolate:

- 11/2 tazas de mantequilla, temperatura ambiente

- **1 taza de cacao en polvo** sin endulzar

- **1/2 taza de leche** de almendras

- **5 tazas de azúcar de confitero** desviado

- **2 cucharaditas de extracto** de vainilla

Instrucciones:

Para los rozaduras:

1. Precalentar la plancha de gofres.

2. En un tazón mediano, mezcle el huevo, el queso mozzarella, la harina de almendras, la mantequilla de almendras, el azúcar de la confitería de desviación y el extracto de vainilla.

3. Abra el hierro y agregue una cuarta parte de la mezcla. Cerrar
   y cocinar hasta que esté crujiente, 7 minutos.

4. Transfiera el chaffle a un plato y haga 3 chaffles más con la masa **restante**.

Para el glaseado:

1. En un tazón mediano, crema la mantequilla y el cacao en polvo hasta que estén suaves.

2. Poco a poco, batir la leche de almendras

y desviar el azúcar de la confitería hasta que quede suave.

3. Agregue el extracto de vainilla y mezcle bien.

4. Montar los chaffles con el glaseado para hacer el pastel.

5. Cortar y servir.

Nutrición: Calorías 838; Grasas 85.35g; Carbohidratos 8.73g; Carbohidratos Netos 2.03g; Proteína 13.59g

Chaffles tiramisú

Tiempo de preparación: 20 minutos Tiempo de cocción: 28 minutos Porciones: 4

Ingredientes:

Para los rozaduras:

- **2 huevos batidos**

- **3 cucharadas de queso crema, suavizado**

- **1/2 taza de queso Gouda** finamente rallado

- **1 cucharadita de extracto** de vainilla

- **1/4 cucharadita de eritritol**

Para el jarabe de café:

- **2 cucharadas de café fuerte, temperatura ambiente**

- **3 cucharadas de jarabe** de arce sin azúcar

Para el relleno:

- **1/4 de taza de crema** pesada

- **2 cucharaditas de extracto** de vainilla

- **1/4 cucharadita de eritritol**

- **4 cucharadas de queso mascarpone,**

temperatura ambiente

- 1 cucharada de queso crema, suavizado

Para desempolvar:

- 1/2 cucharadita de cacao en polvo sin endulzar

Instrucciones:

Para los rozaduras:

1. Precalentar la plancha de gofres.

2. En un tazón mediano, mezcle todos los ingredientes para los azafnillos.

3. Abra el hierro y agregue una cuarta parte de la mezcla. Cierre y cocine hasta que esté crujiente, 7 minutos.

4. Transfiera el chaffle a un plato y haga 3 más con la masa restante.

Para el jarabe de café:

En un bol pequeño, mezcle el café y el jarabe de arce. reservar.

Para el relleno:

1. **Batir la crema pesada, vainilla,** y eritritol en un tazón mediano usando una batidora de manos eléctrica hasta que se forme un pico rígido.

2. **En otro tazón, batir el queso mascarpone y el queso crema hasta que estén bien combinados. Agregue la mezcla de crema pesada y doble. Coloca la mezcla en una bolsa de tuberías.**

Para ensamblar:

1. **Coloca 1 cucharada de jarabe de café en un chorbar y pipe un poco de la mezcla de queso crema encima. Cubrir con otro rozadura** y continuar el proceso **de montaje.**

2. **Espolvoree generosamente con cacao en polvo y refrigere durante la noche.**

3. **Cuando esté listo para disfrutar, corte y sirva.**

Nutrición: Calorías 208; Grasas 15.91g; Carbohidratos 4.49g; Carbohidratos Netos 4.39g; Proteína 10.1g

Chaffles Okonomiyaki

Tiempo de preparación: 20 minutos Tiempo de cocción: 28 minutos Porciones: 4

Ingredientes:

Para los rozaduras:

- **2 huevos batidos**

- **1 taza de queso mozzarella** finamente rallado

- **1/2 cucharadita de polvo** de hornear

- **1/4 de taza de rábanos rallados**

Para la salsa:

- **2 cucharaditas de aminoácidos de** coco

- **2 cucharadas de ketchup** sin azúcar

- **1 cucharada de jarabe** de arce sin azúcar

    - **2 cucharaditas de salsa** Worcestershire

Para la cobertura:

- **1 cucharada de mayonesa**

- **2 cucharadas de cebolletas frescas** picadas

- 2 cucharadas de escamas de bonito

- 1 cucharadita de polvo seco de algas marinas

- 1 cucharada de jengibre encurtido

Instrucciones:

Para los rozaduras:

1. Precalentar la plancha de gofres.

2. En un tazón mediano, mezcle los huevos, el queso mozzarella, el polvo de hornear y los rábanos.

3. Abra el hierro y agregue una cuarta parte de la mezcla. Cierre y cocine hasta que esté crujiente, 7 minutos.

4. Transfiera el chaffle a un plato y haga 3 chaffles más de la misma manera.

Para la salsa:

Combine los aminoácidos de coco, el ketchup, el jarabe de arce y la salsa Worcestershire en un tazón mediano y mezcle bien.

Para la cobertura:

En otro tazón de mezcla, mezcle la mayonesa, las cebolletas, las escamas de bonito, el polvo de algas y el jengibre

Para servir:

Coloca los chaffles en cuatro platos diferentes y agita la salsa en la parte superior. Extienda la cobertura en los rozaduras y sirva después.

Nutrición: Calorías 90; Grasas 3.32g; Carbohidratos 2.97g; Carbohidratos Netos 2.17g; Proteína 12.09g

Chaffles de canela con relleno de natilla

Tiempo de preparación: 25 minutos Tiempo de cocción: 28 minutos Porciones: 4

Ingredientes:
Para el relleno de natillas:

- 4 yemas de huevo, golpeadas

- 1 cucharada de eritritol

- 1/4 cucharadita de goma xanthan

- 1 taza de crema pesada

- 1 cucharada de extracto de vainilla

Para los rozaduras:

- 2 huevos batidos

- 2 cucharadas de queso crema, suavizado

- 1 taza de Monterrey finamente rallado

Queso Jack

- **1 cucharadita de extracto** de vainilla

- **1 cucharada de crema** pesada

- **1 cucharada de harina** de coco

- **1/2 cucharadita de polvo** de hornear

- **1/2 cucharadita de canela molida**

- **1/4 cucharadita de eritritol**

Instrucciones:

Para el relleno de natillas:

1. En un tazón mediano, bate las yemas de huevo con el eritritol. Mezcle la goma xanthan hasta que quede suave.

2. Vierta la crema pesada en una cacerola mediana y cocine a fuego lento. Vierta la mezcla en la mezcla de huevo mientras bate vigorosamente hasta que esté bien mezclada.

3. Transfiera la mezcla a la cacerola y continúe batiendo mientras cocina a fuego lento hasta que espese, de 20 a 30 segundos. Apague el fuego y agregue el extracto de vainilla.

4. Colar la natilla a través de un

Chaffle jalapeño perfecto

Tiempo: 20 minutos Saque: 6

Ingredientes:

- 3 huevos

- 1 taza de queso cheddar rallado

- 8 oz de queso crema

- 2 pimientos jalapeños cortados en cubos

- 4 rebanadas de tocino, cocidas y desmenuzadas

- 1/2 cucharadita de polvo de hornear

- 3 cucharadas de harina de coco

- 1/4 cucharadita de sal marina

Instrucciones:

1. Precalentar a tu fabricante de gofres.

2. En un tazón pequeño, mezcle la harina de coco, el polvo de hornear y la sal.

3. En un tazón mediano, bate el queso crema usando una batidora de manos hasta que esté esponjoso.

4. En un tazón grande, bate los huevos hasta que estén esponjosos.

5. Agregue el queso cheddar y la mitad de la crema en huevos y bata hasta que estén bien combinados.

6. Agregue la mezcla de harina de coco a la mezcla de huevo y mezcle hasta que se mezcle.

7. Agregue la pimienta de jalapeño y revuelva bien.

8. Rocíe el fabricante de gofres con spray de cocina.

9. Vierta 1/4 de taza de masa en la olla de gofre caliente y cocine durante 4-5 minutos. Repita con la masa restante.

10. Una vez que el chaffle es ligeramente fresco, luego cubre con queso crema restante y tocino.

11. Sirva y disfrute.

Nutrición: Calorías 340 Grasa 28 g

Carbohidratos 6.2 g Azúcar 1 g

Proteína 16.1 g Colesterol 157 mg

Chaffles de sopa de cebolla francesa

Tiempo de preparación: 10 minutos Tiempo de cocción: 28 minutos Porciones: 4

Ingredientes:

- 2 huevos batidos

- 1 taza de queso Gruyere finamente rallado

- 1/3 taza de queso crema, suavizado

- 1/4 de taza de cebolla caramelizada

- Sal y pimienta negra recién molida al gusto

- 1/6 cucharadita de tomillo seco

- 2 cucharadas de cebollinos frescos picados para decorar

Instrucciones:

1. Precalentar la plancha de gofres.

2. En un tazón mediano, mezcle todos los ingredientes excepto los cebollinos.

3. Abra el hierro y agregue una cuarta parte de la mezcla. Cierre y cocine hasta que esté crujiente, 7 minutos.

4. Transfiera el chaffle a un plato y haga 3 chaffles más de la misma manera.

5. Decora los pajares con las cebolletas y sirve después.

Nutrición: Calorías 230; Grasas 18.45g; Carbohidratos 1.71g; Carbohidratos Netos 1.51g; Proteína 14.14g

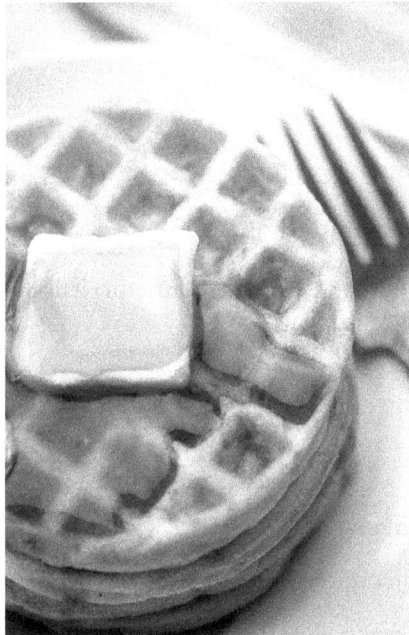

Pollo con brócoli de espinacas

Tiempo de preparación: 10 minutos Tiempo de cocción: 10 minutos Servir: 4

ingredientes:

- Pechugas de pollo de 1 libra, cortadas en trozos
- Queso crema de 4 oz
- 1/2 taza de queso parmesano rallado
- 2 tazas de espinaca bebé
- 2 tazas de floretes de brócoli
- 1 tomate picado
- 2 dientes de ajo picados
- 1 cucharadita de condimento italiano
- 2 cucharadas de aceite de oliva
- pimienta
- sal

Indicaciones:

1. Caliente el aceite en una cacerola a fuego medio-alto.
2. Agregue el pollo, sazone con pimienta, condimento italiano y sal y saltee durante 5 minutos o hasta que el pollo se cocine.
3. Agregue el ajo y saltee un minuto.
4. Agregue el queso crema, el queso parmesano, la espinaca,

el brócoli y el tomate y cocine durante 3-4 minutos más.

5. Sirva y disfrute.

Valor nutricional (cantidad por porción):

Calorías 444

Grasa 28 g

Carbohidratos 5,9 g

Azúcar 1,4 g

Proteína 40 g

Colesterol 140 mg

RECETAS DE CERDO, CARNE DE RES Y CORDERO

Chuletas de cerdo

de hierbas

Tiempo de preparación: 10 minutos Tiempo de cocción: 30 minutos Servir: 4

ingredientes:

- 4 chuletas de cerdo, deshuesadas
- 1 cucharada de aceite de oliva
- 2 dientes de ajo picados
- 1 cucharadita de romero seco, triturado
- 1 cucharadita de orégano
- 1/2 cucharadita de tomillo
- 1 cucharada de romero fresco, picado
- 1/4 cucharadita de pimienta
- 1/4 cucharadita de sal

Indicaciones:

1. Precalentar el horno 425 F.
2. Sazona las chuletas de cerdo con pimienta y sal y

reserva.

3. En un tazón pequeño, mezcle el ajo, el aceite, el romero, el orégano, el tomillo y el romero fresco y frote sobre las chuletas de cerdo.

4. Coloque las chuletas de cerdo en la bandeja para hornear y asar durante 10 minutos.

5. Convierte el fuego a 350 F y asa durante 25 minutos más.

6. Sirva y disfrute.

Valor nutricional (cantidad por porción):

Calorías 260

Grasa 22 g

Carbohidratos 2,5 g

Azúcar 0 g

Proteína 19 g

Colesterol 65 mg

RECETAS DE MARISCOS Y PESCADOS

Sabores Camarón

Scampi

Tiempo de preparación: 10 minutos Tiempo de cocción: 25 minutos

Saque: 4

ingredientes:

- 1 libra de camarón pelado y desveinado
- 4 cucharadas de queso parmesano rallado
- 1 taza de caldo de pollo
- 1 cucharada de ajo picado
- 1/2 taza de mantequilla

Indicaciones:

1. Precalentar el horno a 350 F.
2. Derretir la mantequilla en una cacerola a fuego medio.
3. Agregue el ajo y saltee durante un minuto. Agregue el caldo y revuelva bien.
4. Agregue los camarones al plato de vidrio y vierta la mezcla de mantequilla sobre los camarones.

5. Cubra con queso rallado y hornee durante 10-12 minutos.

6. Sirva y disfrute.

Valor nutricional (cantidad por porción):

Calorías 388

Grasa 27 g

Carbohidratos 2.7 g

Azúcar 0,2 g

Proteína 30,4 g

Colesterol 307 mg

COMIDAS SIN CARNE

Delicioso Risotto de calabaza

Tiempo de preparación: 10 minutos Tiempo de cocción: 5 minutos Servir: 1

ingredientes:

- 1/4 de taza de calabaza rallado
- 1 cucharada de mantequilla
- 1/2 taza de agua
- 1 taza de coliflor rallado
- 2 dientes de ajo picados
- 1/8 cucharadita de canela
- pimienta
- sal

Indicaciones:

1. Derretir la mantequilla en una sartén a fuego medio.
2. Agregue el ajo, la coliflor, la canela y la calabaza en la sartén y sazone con pimienta y sal.
3. Cocine hasta que se ablande ligeramente. Agregue el agua y cocine hasta que esté listo.
4. Sirva y disfrute.

Valor nutricional (cantidad por porción):

Calorías 155

Grasa 11 g

Carbohidratos 11 g

Azúcar 4,5 g

Proteína 3,2 g

Colesterol 30 m

SOPAS, GUISOS Y ENSALADAS

Quiché vegetal

Tiempo de preparación: 10 minutos Tiempo de cocción: 30 minutos

Saque: 6

ingredientes:

- 8 huevos
- 1 cebolla picada
- 1 taza de queso parmesano rallado
- 1 taza de leche de coco sin endulzar
- 1 taza de tomates picados
- 1 taza de calabacín picado
- 1 cucharada de mantequilla
- 1/2 cucharadita de pimienta
- 1 cucharadita de sal

Indicaciones:

1. Precaliente el horno a 400 F.
2. Derretir la mantequilla en una sartén a fuego medio y luego añadir cebolla y saltear hasta que la cebolla se ablande.

3. Agregue los tomates y el calabacín a la sartén y saltee durante 4 minutos.
4. Batir los huevos con queso, leche, pimienta y sal en un tazón.
5. Vierta la mezcla de huevo sobre las verduras y hornee en el horno durante 30 minutos.
6. Rebanadas y servir.

Valor nutricional (cantidad por porción):

Calorías 25

Grasa 16,7 g

Carbohidratos 8 g

Azúcar 4 g

Proteína 22 g

Colesterol 257 mg

BRUNCH y CENA

Gofres saludables

Tiempo de preparación: 10 minutos Tiempo de cocción: 10 minutos

Saque: 4

ingredientes:

- 8 gotas de stevia líquida
- 1/2 cucharadita de bicarbonato de sodio
- 1 cucharada de semillas de chía
- 1/4 de taza de agua
- 2 cucharadas de mantequilla de semillas de girasol
- 1 cucharadita de canela
- 1 aguacate, pelado, deshuesado y machacado
- 1 cucharadita de vainilla
- 1 cucharada de jugo de limón
- 3 cucharadas de harina de coco

Indicaciones:

1. Precalentar la plancha de gofres.
2. En un tazón pequeño, agregue el agua y las semillas de chía y remoje durante 5 minutos.
3. Mezcle la mantequilla de semillas de girasol, el jugo de limón, la vainilla, la stevia, la mezcla de chía y el aguacate.

4. Mezcle la canela, el bicarbonato de sodio y la harina de coco.

5. Agregue los ingredientes húmedos a los ingredientes secos y mezcle bien.

6. Vierta la mezcla de gofres en la plancha de gofre caliente y cocine a cada lado durante 3-5 minutos.

7. Sirva y disfrute.

Valor nutricional (cantidad por porción):

Calorías 220

Grasa 17 g

Carbohidratos 13 g

Azúcar 1,2 g

Proteína 5,1 g

Colesterol 0 mg

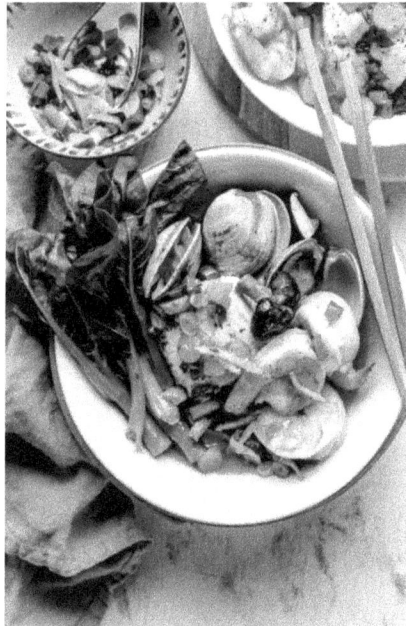

POSTRES Y BEBIDAS

Blackberry Pops

Tiempo de preparación: 10 minutos Tiempo de cocción: 10 minutos

Saque: 6

ingredientes:

- 1 cucharadita de stevia líquida
- 1/2 taza de agua
- 1 hoja fresca de salvia
- 1 taza de moras

Indicaciones:

1. Agregue todos los ingredientes a la licuadora y licúe hasta que estén suaves.
2. Vierta la mezcla mezclada en los moldes de paletas de hielo y colóquela en el refrigerador durante la noche.
3. Sirva y disfrute.

Valor nutricional (cantidad por porción):

Calorías 10	Azúcar 1,2 g
Grasa 0,1 g	Proteína 0,3 g
Carbohidratos 2.3 g	Colesterol 0 mg

RECETAS DE DESAYUNO

Desayuno sin avena de Keto

Servicios: 2

Tiempo de preparación: 25 minutos

ingredientes

- 1 taza de leche de coco orgánica, grasa completa
- 1 taza de coliflor, arrocera
- 1/3 taza de frambuesas orgánicas frescas
- 3 gotas de Stevia líquida
- 3 cucharadas de coco sin endulzar, rallado

Indicaciones

1. Mezcle la coliflor y la leche de coco y vierta una olla.
2. Cocine a fuego medio hasta que la coliflor se caliente y agregue frambuesas.
3. Machacar las frambuesas y mezclar coco y Stevia.
4. Cubra la tapa y cocine durante unos 10 minutos.
5. Ensébalo en un tazón y sirve caliente. **Nutrición**

Cantidad por porción calorías 326

Grasa total 31.3g 40% Grasa saturada 27.6g 138%

Colesterol 0mg 0%

Sodio 35mg 2%

Carbohidratos totales 12.9g 5% Fibra Dietética 5.9g 21%

Azúcares totales 6.6g Proteína 4.3g

APERITIVOS Y POSTRES

Rodajas de berenjena de ajo picante asada

Servicios: 4

Tiempo de preparación: 35 minutos

ingredientes

- 2 cucharadas de aceite de oliva
- 1 berenjena, cortada en rodajas
- 1 cucharadita de ajo en polvo
- Sal y pimienta roja
- 1/2 cucharadita de condimento italiano

Indicaciones

1. Precaliente el horno a 4000F y forre una bandeja para hornear con papel pergamino.
2. Coloca las rodajas de berenjena en una bandeja para hornear y rocía con aceite de oliva.
3. Sazona con condimento italiano, ajo en polvo, sal y pimiento rojo.
4. Transfiéralo al horno y hornea durante unos 25 minutos.

5. Retirar del horno y servir caliente.

Cantidad nutricional por porción

Calorías 123

Grasa total 9.7g 12% Grasa saturada 1.4g 7% Colesterol 0mg 0%

Sodio 3mg 0%

Carbohidratos totales 10g 4% Fibra dietética 5.6g 20%

Azúcares totales 4.9g

Proteína 1.7g

Tomates parmesanos de albahaca

Servicios: 6

Tiempo de preparación: 30 minutos

ingredientes

- 1/2 cucharadita de orégano seco

- 4 Tomates gitanos

- Especias: cebolla en polvo, ajo en polvo, sal marina y

pimienta negra

- 1/2 taza de queso parmesano rallado
- 12 hojas pequeñas de albahaca fresca

Indicaciones

1. Precaliente el horno a 4250F y engrase ligeramente una bandeja para hornear.

2. Mezcle el orégano seco, la cebolla en polvo, el ajo en polvo, la sal marina y la pimienta negra en un bol pequeño.

3. Coloca las rodajas de tomate en una bandeja para hornear y espolvorea con la mezcla de condimentos.

4. Cubra con queso parmesano y hojas de albahaca y transfiéralo al horno.

5. Hornee durante unos 20 minutos y retírelo del horno para servir.

Cantidad nutricional por porción

Calorías 49

Grasa total 2.2g 3% Grasa saturada 1.4g 7% Colesterol 7mg 2%

Sodio 91mg 4%

Carbohidratos totales 4.3g 2% Fibra dietética 1.2g 4%

Azúcares totales 2.4g

RECETAS DE CERDO Y

Hamburguesas de

hielo

Servicios: 4

Tiempo de preparación: 30 minutos

ingredientes

- 4 rebanadas de tocino, cocido y crujiente

- 1 lechuga iceberg de cabeza grande, cortada en 8 balas

- 1 libra de carne molida

- 4 rebanadas de queso cheddar

- Sal kosher y pimienta negra, al gusto

Indicaciones

1. Hacer 4 empanadas grandes de carne molida y sazonar ambos lados con sal y pimienta negra.

2. Asar durante unos 10 minutos por lado y cubra con rodajas de queso cheddar.

3. Coloque un iceberg alrededor en un plato y capa con carne a la parrilla.

4. Coloca una rebanada de tocino y cierra con la segunda ronda del iceberg.

5. Repita con los ingredientes restantes y sirva caliente.

Cantidad nutricional por porción

Calorías 452

Grasa total 24.6g 32% Grasa saturada 11.2g 56% Colesterol 152mg 51%

Sodio 698mg 30%

Carbohidratos totales 6.3g 2% Fibra dietética 1.2g 4%

Azúcares totales 2g Proteína 49.3g

RECETAS DE MARISCOS

Pescado de mantequilla cetogénica

Servicios: 3

Tiempo de preparación: 40 minutos

ingredientes

- 2 cucharadas de pasta de ajo de jengibre
- 3 chiles verdes picados
- Filetes de salmón de 1 libra
- Sal y pimienta negra, al gusto
- 3/4 de taza de mantequilla

Indicaciones

1. Sazona los filetes de salmón con pasta de ajo de jengibre, sal y pimienta negra.
2. Coloque los filetes de salmón en la olla y cubra con chiles verdes y mantequilla.
3. Cubra la tapa y cocine a fuego medio-bajo durante unos 30 minutos.
4. Despacha en bandeja para servir caliente.

Cantidad nutricional por porción

Calorías 676

Grasa total 61.2g 78% Grasa saturada 30.5g 152% Colesterol

189mg 63%

Sodio 394mg 17%

Carbohidratos totales 3.2g 1% Fibra Dietética 0.2g 1%

Azúcares totales 0.2g Proteína 30.4g

Pez búfalo

Servicios: 3

Tiempo de preparación: 20 minutos

ingredientes

- 3 cucharadas de mantequilla
- 1/3 taza de salsa Franks Red Hot
- 3 filetes de pescado
- Sal y pimienta negra, al gusto
- 1 cucharadita de ajo en polvo

Indicaciones

1. Caliente la mantequilla en una sartén grande y agregue filetes de pescado.
2. Cocine durante unos 2 minutos a cada lado y agregue sal, pimienta negra y ajo en polvo.
3. Cocine durante aproximadamente 1 minuto y agregue la salsa Franks Red Hot.
4. Cubra con la tapa y cocine durante unos 6 minutos a fuego lento.
5. Despache en un plato para servir y sirva caliente.

Cantidad nutricional por porción

Calorías 342

Grasa total 22.5g 29% Grasa saturada 8.9g 44%

Colesterol 109mg 36%

Sodio 254mg 11%

Carbohidratos totales 0.9g 0% Fibra dietética 0.1g

0%

Azúcares totales 0.2g Proteína 34.8g

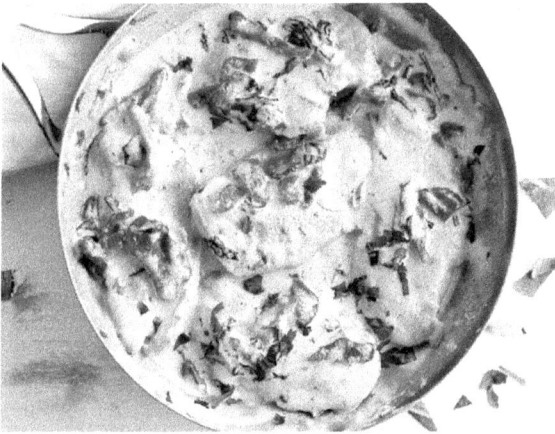

Crema de Limón
Bok Choy

Servicios: 4

Tiempo de preparación: 45 minutos

ingredientes

- 28 oz. bok choy

- 1 limón grande, jugo y ralladura

- 3/4 de taza de crema para batir pesada

- 1 taza de queso parmesano, recién rallado

- 1 cucharadita de pimienta negra

Indicaciones

1. Precaliente el horno a 3500F y engrase ligeramente un molde para hornear.

2. Vierta la crema sobre el bok choy uniformemente y rocíe con el jugo de limón.

3. Mezclar bien y transferir a la cocción sodio 301mg 13% *vegano y vegetariano* plato.

4. Cubra con queso parmesano, ralladura de limón y pimienta negra y colóquelo en el horno.

5. Hornee durante unos 30 minutos hasta que se dore ligeramente y

retírelo del horno para servir caliente.

Cantidad nutricional por porción

Calorías 199

Grasa total 14.8g 19% Grasa saturada 9.3g 46%

Colesterol 51mg 17%

Sodio 398mg 17%

Carbohidratos totales 7.7g 3% Fibra dietética 2.5g 9%

Azúcares totales 2.7g Proteína 12.7g

Mini pimientos horneados

Servicios: 4

Tiempo de preparación: 30 minutos Ingredientes

1 oz de chorizo, aire seco y en rodajas finas

- 8 oz. mini pimientos, cortados en rodajas largas

- 8 oz. de queso crema

- 1 taza de queso cheddar rallado

- 1 cucharada de pasta de chipotle

suave Directions

1. Precaliente el horno a 4000F y engrase un plato grande para hornear.
2. Mezcle el queso crema, la pasta de chipotle, los pimientos y el chorizo en un bol pequeño.
3. Revuelva la mezcla hasta que quede suave y transfiérala a la bandeja para hornear.
4. Cubra con queso cheddar y colóquelo en el horno.
5. Hornee durante unos 20 minutos hasta que el queso esté dorado y ensañe en un plato.

Cantidad nutricional por porción

Calorías 364

Grasa total 31.9g 41% Grasa saturada 19.4g 97%

Colesterol 98mg 33%

Sodio 491mg 21%

Carbohidratos totales 6g 2%
  Fibra dietética 0.7g 2% Azúcares totales 2.9g

  Proteína 13.8g

RECETAS DE POLLO Y AVES DE CORRAL

Pavo con salsa de queso crema

Servicios: 4   Tiempo de

preparación: 30 minutos Ingredientes

- 20 oz. de pechuga de pavo

- 2 cucharadas de mantequilla

- 2 tazas de crema para batir pesada

- Sal y pimienta negra, al gusto

- 7 oz. de queso

crema Directions

1.   Sazona el pavo generosamente con sal y pimienta negra.
2.   Caliente la mantequilla en una sartén a fuego medio y cocine el pavo durante unos 5 minutos a cada lado.
3.   Agregue la crema de batir pesada y el queso crema.
4.   Cubra la sartén y cocine durante unos 15 minutos a fuego medio-bajo.
5.   Despacha para servir

caliente. Cantidad nutricional por

porción

Calorías 386

Grasa total 31.7g 41%

Grasa saturada 19.2g 96%

Colesterol 142mg 47%

Sodio 1100mg 48%

Carbohidratos totales 6g

2% Fibra dietética 0.5g

2% Azúcares totales 3.4g

Proteína 19.5g

Cazuela de pollo
Keto Pesto

Servicios: 3

Tiempo de

preparación: 45

minutos

Ingredientes

- 11/2 libras muslos de pollo deshuesados, cortados en trozos del tamaño de una mordedura

- Sal y pimienta negra, al gusto

- 2 cucharadas de mantequilla

- Pesto verde de 3 onzas

- 5 oz. de queso feta, en

cubos

1. Precaliente el horno a 400 F y engrase un molde para hornear.
2. Sazona el pollo con sal y pimienta negra.
3. Caliente la mantequilla en una sartén a fuego medio y cocine el pollo durante unos 5 minutos a cada lado.
4. Despacha en el plato de hornear engrasado y añade queso feta y pesto.
5. Transfiera el plato para hornear al horno y hornee durante unos 30 minutos.
6. Retirar del horno y servir caliente.

Cantidad nutricional por porción

Calorías 438

Grasa total 30.4g 39% Grasa saturada 11g 55% Colesterol 190mg

63%

Sodio 587mg 26%

Carbohidratos totales 1.7g 1% Fibra dietética 0g 0%

Azúcares totales 1.5g Proteína 39.3g

Turquía italiana

Servicios: 6

Tiempo de

preparación: 25

minutos

Ingredientes

- 11/2 tazas de aderezo italiano

- Sal y pimienta negra, al gusto

- 2 cucharadas de mantequilla

- 1 (2 libras) de pecho de pavo de hueso

- 2 dientes de ajo,

picados

1. Precaliente el horno a 3500F y engrase un molde para hornear con mantequilla.
2. Mezcle los dientes de ajo picados, la sal y la pimienta negra y frote la pechuga del pavo con esta mezcla.
3. Coloca la pechuga de pavo en el plato para hornear y cubre uniformemente con el aderezo italiano.
4. Hornee durante aproximadamente 2 horas, cubrido con jugos de sartén de vez en cuando.
5. Despacha y sirve

inmediatamente. Cantidad nutricional por porción

Calorías 464   Grasa total 31.3g 40% Grasa

saturada 7.8g 39%

Colesterol 144mg 48%

Sodio 234mg 10%

Carbohidratos totales 6.5g 2%

Fibra dietética 0g 0%

Azúcares totales

4.9g Proteína

32.7g

Pechos de pavo agrios a la parrilla

Servicios: 3

Tiempo de preparación: 40 minutos

ingredientes

- 1/2 cebolla picada
- 2 dientes de ajo picados
- 1 libra de pechugas de pavo pastadas
- 1/2 taza de crema agria
- Sal y pimienta negra, al gusto

Indicaciones

1. Precaliente la parrilla a fuego medio-alto.
2. Mezcle la crema agria, la cebolla, el ajo, la sal y la pimienta negra en un tazón.

3. Agregue las pechugas de pavo a esta mezcla y marinar durante aproximadamente una hora.

4. Transfiera las pechugas marinadas al asador.

5. Asar durante unos 25 minutos y transferir a un plato para servir.

Cantidad nutricional por porción

Calorías 380

Grasa total 19.3g 25% Grasa saturada 8.1g 40% Colesterol

151mg 50%

Sodio 151mg 7%

Carbohidratos totales 4g 1% Fibra dietética 0.4g 2%

Azúcares totales 0.9g

Proteína 45.3g

RECETAS DE DESAYUNO

Budín matcha de chía de fresa

Tiempo total: 10 minutos Sirve: 1

ingredientes:

- 5 gotas de stevia líquida
- 2 fresas cortadas en cubos
- 1 1/2 cucharada de semillas de chía
- 3/4 de taza de leche de coco sin endulzar
- 1/2 cucharadita de matcha en polvo

Indicaciones:

1. Agregue todos los ingredientes excepto fresas en el frasco de vidrio y mezcle bien.
2. Cierre el frasco con tapa y colóquelo en el refrigerador durante 4 horas.
3. Agregue las fresas en el budín y mezcle bien.
4. Sirva y disfrute.

Valor nutricional (Cantidad por porción): Calorías 93; Grasa 6,5 g; Carbohidratos 5.6 g;
Azúcar 1,2 g; Proteína 2,5 g; Colesterol 0 mg;

Ensalada refrescante de pepino

Tiempo total: 10 minutos Sirve: 4

ingredientes:

- 1/3 taza de rancho de albahaca de pepino
- 1 pepino picado
- 3 tomates picados
- 3 cucharadas de hierbas frescas picadas
- 1/2 cebolla en rodajas

Indicaciones:

1. Agregue todos los ingredientes en el tazón grande y mezcle bien.
2. Sirva inmediatamente y disfrute.

Valor nutricional (Cantidad por porción): Calorías 84; Grasa 3,4 g; Carbohidratos 12.5 g; Azúcar 6,8 g; Proteína 2 g; Colesterol 0 mg;

Sopa de calabaza

de tomate

Tiempo total: 25 minutos Sirve: 4

ingredientes:

- 2 tazas de calabaza cortada en cubos
- 1/2 taza de tomate picado
- 1/2 taza de cebolla picada
- 1 1/2 cucharadita de curry en polvo
- 1/2 cucharadita de pimentón
- 2 tazas de caldo de verduras
- 1 cucharadita de aceite de oliva
- 1/2 cucharadita de ajo picado

Indicaciones:

- En una cacerola, agregue el aceite, el ajo y la cebolla y saltee durante 3 minutos a fuego medio.
- Agregue los ingredientes restantes en la cacerola y lleve a ebullición.
- Reduzca el fuego y cubra y cocine a fuego lento durante 10 minutos.
- Puré la sopa usando una licuadora hasta que quede suave.
- Revuelva bien y sirva caliente.
-

Valor nutricional (Cantidad por porción): Calorías 70; Grasa 2,7 g; Carbohidratos 13.8g; Azúcar 6,3 g; Proteína 1,9 g; Colesterol 0 mg;

RECETAS PARA LA CENA

Ensalada de pepino

de repollo

Tiempo total: 20 minutos Sirve: 8

ingredientes:

- Cabeza de repollo 1/2, picada
- 2 pepinos en rodajas
- 2 cucharadas de cebolla verde picada
- 2 cucharadas de eneldo fresco, picado
- 3 cucharadas de aceite de oliva
- 1/2 jugo de limón
- pimienta
- sal

Indicaciones:

1. Agregue el repollo al tazón grande. Sazona con 1 cucharadita de sal mezclar bien y reservar.
2. Agregue los pepinos, las cebollas verdes y el eneldo fresco. Mezcle bien.
3. Agregue el jugo de limón, la pimienta, el aceite de oliva y la sal. Mezcle bien.

4. Coloque el tazón de ensalada en el refrigerador durante 2 horas.

5. Sirva frío y disfrute.

Valor nutricional (Cantidad por porción): Calorías 71; Grasa 5,4 g; Carbohidratos 5.9 g;

Azúcar 2,8 g; Proteína 1,3 g; Colesterol 0 mg;

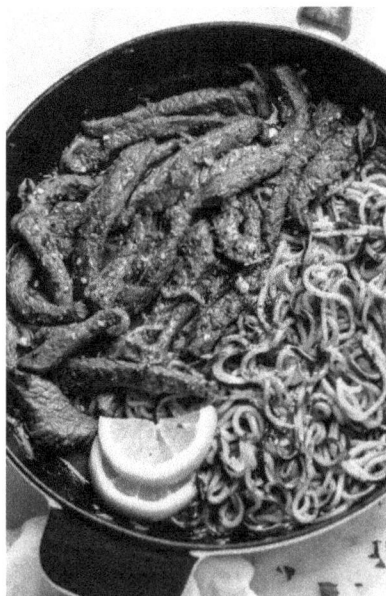

Coliflor al horno

Tiempo total: 55 minutos Sirve: 2

ingredientes:

- 1/2 cabeza de coliflor, cortada en floretes
- 2 cucharadas de aceite de oliva
- Para el condimento:
- 1/2 cucharadita de ajo en polvo
- 1/2 cucharadita de comino molido
- 1/2 cucharadita de pimienta negra
- 1/2 cucharadita de pimienta blanca
- 1 cucharadita de cebolla en polvo
- 1/4 cucharadita de orégano seco
- 1/4 cucharadita de albahaca seca
- 1/4 cucharadita de tomillo seco
- 1 cucharada de pimienta de Cayena molida
- 2 cucharadas de pimentón molido
- 2 cucharaditas de sal

Indicaciones:

1. Precalentar el horno a 400 F/ 200 C.
2. Rocíe una bandeja para hornear con spray de cocción y reserve.
3. En un tazón grande, mezcle todos los ingredientes del condimento.
4. Agregue el aceite y revuelva bien. Agregue la coliflor a la

mezcla de condimentos de tazón y revuelva bien para cubrirla.

5. Esparce los floretes de coliflor en una bandeja para hornear y hornea en horno precalentado durante 45 minutos.

6. Sirva y disfrute.

Valor nutricional (Cantidad por porción): Calorías 177; Grasa 15,6 g; Carbohidratos 11.5
g; Azúcar 3,2 g; Proteína 3.1 g; Colesterol 0 mg;

RECETAS DE POSTRES

Mousse de
chocolate suave

Tiempo total: 10 minutos Sirve: 2

ingredientes:

- 1/2 cucharadita de canela
- 3 cucharadas de cacao en polvo sin endulzar
- 1 taza de leche de coco cremosa
- 10 gotas de stevia líquida

Indicaciones:

1. Coloque la lata de leche de coco en el refrigerador durante la noche; debe ser grueso y los sólidos separados del agua.
2. Transfiera la parte gruesa al tazón grande sin agua.
3. Agregue los ingredientes restantes al tazón y batir con una batidora eléctrica hasta que quede suave.
4. Sirva y disfrute.

Valor nutricional (Cantidad por porción): Calorías 296; Grasa 29,7 g; carbohidratos 11.5 g; Azúcar 4,2 g; Proteína 4,4 g; Colesterol 0 mg;

Caramelo de chocolate

Tiempo total: 10 minutos Sirve: 12

ingredientes:

4 oz de chocolate negro sin endulzar

- 3/4 de taza de mantequilla de coco
- 15 gotas de stevia líquida
- 1 cucharadita de extracto de vainilla

Indicaciones:

1. Derretir la mantequilla de coco y el chocolate negro.
2. Agregue los ingredientes al tazón grande y combine bien.
3. Vierta la mezcla en una sartén de silicona y colóquelo en el refrigerador hasta que esté listo.
4. Cortar en pedazos y servir.

Valor nutricional (Cantidad por porción): Calorías 157; Grasa 14.1 g; Carbohidratos 6.1 g; Azúcar 1 g; Proteína 2.3 g; Colesterol 0 mg;

RECETAS DE DESAYUNO

Papas fritas

caseras

No tienes que renunciar a tus patatas de desayuno con esta alternativa de nabo que sabe a lo real.

Preparación total & Tiempo de cocción: 20 minutos Nivel:
Principiante

Hace: 4 ayudas

Proteína: 3 gramos Carbohidratos netos:

4 gramos De grasa: 6 gramos

Azúcar: 0 gramos

Calorías: 88

Lo que necesita:

- 1/2 cucharadita de polvo de pimentón
- 2 tazas de nabos pelados y cortados en cubos
- 1/4 cucharada de cebolla en polvo
- 3 rebanadas dc tocino

  - 1/2 cucharadita de ajo en polvo
  - 3 cucharaditas de aceite de oliva
  - 1/2 cucharadita de sal
  - Perejil de 2 oz, picado
  - 1/2 cucharadita de pimienta

Pasos:

1. En una sartén grande, calienta el aceite de oliva.

2. En un plato, incorpore los condimentos de pimentón en polvo, cebolla en polvo y ajo en polvo y los nabos hasta que estén completamente cubiertos.

3. Cuando el aceite esté lo suficientemente caliente, calienta los nabos durante aproximadamente 10 minutos mientras se agita ocasionalmente.

4. Picar el tocino en trozos pequeños y freír con los nabos durante 5 minutos adicionales.

5. Desnivela con perejil y sirva.

Consejo de variación:

Puede mezclar y combinar las guarniciones con pepinillos, aceite de oliva o piñones.

Tortilla de atún

El desayuno no estaría completo sin una tortilla saludable para comenzar el día con el pie derecho.

Preparación total y tiempo de cocción: 15 minutos

Nivel: Marcas para principiantes: 2 tortillas

Proteína: 28 gramos Carbohidratos netos:

4.9 gramos Grasa: 18 gramos

Azúcar: 1 gramo

Calorías: 260

Lo que necesita:

- 2 cucharadas de aceite de coco
- 1 pimiento verde medio, sin semillas y cortado en cubos
- 2 1/2 oz de atún enlatado, agua de manantial y drenado
- 1/4 cucharadita de sal
- 6 huevos grandes
- 1/8 cucharadita de pimienta

Pasos:

1. Derretir el aceite de coco en una sartén pequeña y freír la pimienta verde durante aproximadamente 3 minutos. Retirar del quemador.

2. Transfiera los pimientos a un plato y combine el atún hasta que estén completamente juntos. Ajuste a un lado.

3. Batir los huevos, la sal y la pimienta en un plato separado mientras el aceite de coco se derrite en una sartén pequeña antiadherente.

4. Mueva la sartén para asegurarse de que toda la base esté recubierta de aceite y muy caliente.

5. Vacíe los huevos batidos en la sartén y use una espátula de goma para levantar el

   borde de los huevos cocidos en varias áreas para permitir que los huevos sin cocinar se calienten.

6. Una vez que haya una fina capa de huevo cocido creado, deje la sartén a fuego lento durante medio minuto para ajustarla completamente.

7. Recoge la mitad de los pimientos y el atún en un lado de los huevos. Utilice la espátula de goma para voltear los huevos cocidos para crear una tortilla.

8. Presione hacia abajo ligeramente hasta que la tortilla selle naturalmente y después de aproximadamente 1 minuto, muévase a una placa de servir.

9. Repita los pasos del 4 al 8 con la segunda tortilla.

Consejo para hornear:

Si no tiene una tonelada de tiempo por las mañanas, puede crear la tortilla llenando la noche anterior y refrigerar en un recipiente con tapa.

Consejo de variación:

Usted puede optar por decorar la parte superior de la tortilla con sal y pimienta adicionales al gusto o cebollinos picados.

RECETAS DE ALMUERZO

Espinacas y Jamón Quiché

Cuando quieras un almuerzo saludable que esté listo en media hora, esto seguramente encajará en la cuenta.

Preparación total & Tiempo de cocción: 30 minutos Nivel: Principiante

Hace: 2 Quiches

Proteína: 20 gramos Carbohidratos

netos: 2 gramos De grasa: 13 gramos

Azúcar: 1 gramo

Calorías: 210

Lo que necesita:

- 1/4 de taza de leche de coco

- 3 huevos grandes, batidos

- 1/2 cucharadita de polvo de hornear, sin gluten

- 4 rebanadas de jamón cortadas en cubos

- Espinacas de 12 oz, picadas

- 1/8 cucharadita de pimienta

- 4 oz. de puerro picado

- 1/4 cucharadita de sal

- Spray de aceite de coco

Pasos:

1. Ajuste la estufa para precalentar a la temperatura de 350° Fahrenheit. Rocíe 2 mini sartenes o sartenes con aceite de coco.

2. En un tazón grande de vidrio, mezcle el jamón, el puerro, la sal, las espinacas, los huevos, la pimienta, la leche de coco y el polvo de hornear hasta que se incorpore por completo.

3. Vacíe uniformemente en las sartenes y caliente durante 15 minutos en la estufa.

4. Retire y disfrute del calor.

RECETAS DE APERITIVOS

Huevos picantes endiablados

Esta receta clásica que es un elemento básico para cualquier picnic o fiesta tiene una patada que sus papilas gustativas apreciarán.

Preparación total & Tiempo de cocción: 30 minutos Nivel: Principiante

Hace: 4 ayudas

Proteína: 6 gramos

Carbohidratos netos: 1,5 gramos de grasa:

7 gramos

Azúcar: 1 gramo

Calorías: 94

Lo que necesita:

- 1/4 cucharadita de pimienta de Cayena

- 2 huevos grandes, duros

- 1/8 cucharadita de condimento cajún

- 4 rebanadas finas de salchicha andouille

- 1 cucharadita de mostaza

- 2 cucharaditas de mayonesa, sin azúcar

- 1/8 taza de chucrut

- 1/4 cucharadita de pimentón

Pasos:

1. Llene una cacerola pequeña con 2 tazas de agua fría para cubrir los huevos.

2. Cuando el agua comience a hervir, ajuste el temporizador durante 7 minutos.

3. Después de que el temporizador se apague, escurra el agua y cubra los huevos con las 2 tazas restantes de agua fría.

4. Dore la salchicha en una sartén antiadherente hasta que esté crujiente. Retirar a un plato cubierto con toallas de papel.

5. Pelar y cortar los huevos en mitades largas y transferir las yemas en un plato.

6. Combine la mayonesa, la pimienta de Cayena, el condimento cajún y la mostaza hasta que quede suave.

7. Coloque una rebanada de la salchicha en el centro de cada huevo y coloque la mezcla encima de cada uno.

8. Desempolva la parte superior con pimentón y sirve.

RECETAS PARA LA CENA

Plato de bistec &

Verduras

Esta es una receta de bandeja que hace que la hora de la cena sea muy fácil.

Disfruta de esta bomba de carne y verduras esta noche.

Preparación total y tiempo de cocción: 30 minutos

Nivel: Principiante

Hace: 4 ayudas

Proteína: 28 gramos Carbohidratos netos:

1,5 gramos De grasa: 31 gramos

Azúcar: 0 gramos

Calorías: 384

Lo que necesita:

Para la mantequilla de alcaparras de romero:

- 2 cucharaditas de romero picado
- 1/8 de taza de mantequilla, ablandada
- 2 cucharaditas de alcaparras picadas
- 1 diente de ajo, pasta

Para el plato principal:

- 1 filete de solomillo de 1 1/3 lbs., aproximadamente 1 pulgada de espesor
- 2 cucharadas de aceite de oliva, separado
- 1/2 cucharadita de sal, separada
- 4 1/2 tazas de brócoli, floretes
- 1/4 cucharadita de pimienta, separada
- 13 oz. de lanzas de espárragos

Pasos:

1. Ajuste la estufa al ajuste de la parrilla. Coloque una sábana plana grande con una llanta en el interior para calentar.
2. En un plato de vidrio, combine el ajo pegado, las alcaparras, la mantequilla y el romero hasta que quede suave.
3. Pasar a un pedazo de envoltura de plástico, rodar en un cilindro y refrigerar.
4. Use una toalla de papel para eliminar el exceso de humedad en los filetes y sazonar con 1/8 cucharadita de pimienta y 1/4 cucharadita de sal.
5. Coloque el brócoli y los espárragos en un plato y cubra completamente con 1 cucharada de aceite de oliva, la cucharadita restante de pimienta 1/8 y la cucharadita de sal restante 1/4.
6. Retire la sartén de la estufa y cepille con la cucharada

restante de aceite de oliva en el centro de la sartén.

7. Ponga la carne en una sartén con aceite y decore con verduras.

8. Calentar durante unos 5 minutos y retirar

   para voltear los filetes al otro lado.

9. Asar durante 5 minutos adicionales y retirar en el mostrador.

   10. Retire la mantequilla de la nevera.

   11. Manteca los filetes y sirve caliente.

RECETAS INUSUALES DE COMIDAS

Guiso de cacahuete

Viniendo desde África, este es un plato popular que está lleno de grasas que te ayudarán a mantenerte en cetosis.

Preparación total & Tiempo de cocción: 25 minutos

Nivel: Principiante

Hace: 4 ayudas

Proteína: 14 gramos Carbohidratos netos: 6 gramos De grasa: 26 gramos

Azúcar: 0 gramos

Calorías: 286

Lo que necesita:

Para el guiso:

- 16 oz. de tofu, extra firme y en cubos

- 1/4 cucharadita de sal

- 3 cucharadas de aceite de coco

- 1/8 cucharadita de pimienta

- 3 cucharaditas de cebolla en polvo

- 1/2 cucharada de jengibre, picado finamente

Para la salsa:

- 4 cucharadas de mantequilla de maní
- Caldo de verduras de 8 oz., calentado
- 1/2 cucharadita de cúrcuma
- 3 cucharaditas de sriracha
- 1 cucharadita de polvo de pimentón
- 4 oz. de tomates, triturados
- 1/2 cucharadita de comino

Pasos:

1. Caliente el caldo en una cacerola a fuego medio. Al hervir, retirar del quemador.

2. Mezcle la sriracha, la salsa de tomate, el comino, la cúrcuma, el caldo caliente, la mantequilla de maní y el pimentón en el plato de vidrio e integre completamente. Debe espesarse en una salsa. Ajuste a un lado.

3. Utilice una sartén antiadherente para disolver 2 cucharadas de aceite de coco.

4. Cuando la sartén esté caliente, vacíe los cubos de tofu y marrón en todos los lados tardando aproximadamente 4 minutos. Retirar del quemador y transferir a un plato de vidrio.

5. Combine el jengibre, la cebolla en polvo y la cucharada restante de aceite de coco en la sartén y caliente durante 3 minutos.

6. Vacíe el tofu dorado de nuevo en la sartén y continúe dorar durante 2 minutos adicionales. Distribuir en un

tazón para servir.

7. Dispense la salsa sobre el tofu dorado y sirva
   inmediatamente.

Consejo de variación:

Usted puede decorar esta comida con media taza de cacahuetes asados
secos si prefiere más sabor a cacahuete.

RECETAS DE POSTRES KETO

Barras de

arándanos

Servicios: 4

Tiempo de preparación: 10 minutos Tiempo de cocción: 75 minutos

ingredientes:

- 1/4 de taza de arándanos
- 1 cucharadita de vainilla
- 1 cucharadita de jugo de limón fresco
- 2 cucharadas de eritritol
- 1/4 de taza de almendras en rodajas
- 1/4 de taza de hojuelas de coco
- 3 cucharadas de aceite de coco
- 2 cucharadas de harina de coco
- 1/2 taza de harina de almendras
- 3 cucharadas de agua
- 1 cucharada de semillas de chía

Indicaciones:

1. Precalentar el horno a 300 F/ 150 C.

2. Forre el plato para hornear con papel pergamino y reserve.

3. En un tazón pequeño, mezcle el agua y las semillas de chía. Reserva.

4. En un tazón, combine todos los ingredientes. Agregue la mezcla de chía y revuelva bien.

5. Vierta la mezcla en el molde para hornear preparado y extienda uniformemente.

6. Hornee durante 50 minutos. Retirar del horno y dejar enfriar por completo.

7. Cortar en barras y servir.

Por porción: Carbohidratos netos: 2.8g; Calorías: 136; Grasa total: 11.9g; Grasa saturada: 6.1g

Proteína: 3.1g; Carbohidratos: 5.5g; Fibra: 2.7g; Azúcar: 1.3g; Grasa 81% / Proteína 10% / Carbohidratos 9%

pastel

Deliciosas tartas de

natilla

Servicios: 8

Tiempo de preparación: 10 minutos Tiempo de cocción:

30 minutos *Para la corteza:*

- 3/4 de taza de harina de coco

- 1 cucharada de desviación

- 2 huevos

- 1/2 taza de aceite de coco

- Pizca de sal

- Para natillas:

- 3 huevos

- 1/2 cucharadita de nuez moscada

- 5 cucharadas de desviación

- 1 1/2 cucharadita de vainilla

- 1 1/4 de taza de leche de almendras sin endulza

Indicaciones:

1. Para la corteza: Precalentar el horno a 400 F/ 200 C.

2. En un tazón, bate huevos, aceite de coco,

   edulcorante y sal.

3. Agregue la harina de coco y mezcle hasta que se

forme la masa.

4. Agregue la masa en la sartén y esparce uniformemente.

5. Pincha la masa con un cuchillo.

6. Hornee en horno precalentado durante 10 minutos.

7. Para la natilla: Caliente la leche de almendras y la vainilla en una olla pequeña hasta que hierva a fuego lento.

8. Mezcle los huevos y el edulcorante en un tazón. Agregue lentamente la leche de almendras y bata constantemente.

9. Colar bien la natilla y verter en la base de tarta al horno.

10. Hornee en el horno a 300 F durante 30 minutos.

11. Espolvoree la nuez moscada en la parte superior y sirva.

Por porción: Carbohidratos Netos: 2.2g; Calorías: 175; Grasa total: 17.2g; Grasa saturada: 12.9g

Proteína: 3.8g; Carbohidratos: 2.9g; Fibra: 0.7g; Azúcar: 0.4g; Grasa 87% / Proteína 8% / Carbohidratos 5%

Pastel de coco

Servicios: 8

Tiempo de preparación: 10 minutos Tiempo de cocción: 20 minutos

ingredientes:

- 2 oz de coco rallado
- 1/4 de taza de eritritol
    - 1/4 de taza de aceite de coco
    - oz de hojuelas de coco
    - 1 cucharadita de goma xanthan
    - 3/4 de taza de eritritol
    - 2 tazas de crema pesada

Indicaciones:

1. Agregue las escamas de coco, el eritritol y el aceite de coco en el procesador de alimentos y procese durante 30-40 segundos.
2. Transfiera las escamas de coco mezcladas en la sartén y esparce uniformemente.
3. Presione ligeramente la mezcla y hornee a 350 F/ 180 C durante 10 minutos.
4. Caliente la crema pesada en una cacerola a fuego lento.
5. Batir coco rallado, eritritol en polvo y goma xantana. Llevar a ebullición.
6. Retirar del fuego y dejar a un lado para enfriar durante 10 minutos.

7. Vierta la mezcla de relleno sobre la corteza y colóquelo en el refrigerador durante la noche.

8. Cortar y servir.

Por porción: Carbohidratos netos: 2.5g; Calorías: 206; Grasa total: 21.4g; Grasa saturada: 15,9 g

Proteína: 1.1g; Carbohidratos: 3.8g; Fibra: 1.3g; Azúcar: 1.7g; Grasa 93% / Proteína 3% / Carbohidratos 4%

CARAMELO: PRINCIPIANTE

Caramelo de chocolate blanco

Servicios: 12

Tiempo de preparación: 5 minutos Tiempo de cocción: 5 minutos

ingredientes:

- 1/2 taza de manteca de cacao
- 1/2 cucharadita de vainilla
- 1 cucharada de proteína de vainilla en polvo
- 1/4 de taza de eritritol
- Pizca de sal

Indicaciones:

1. Agregue la manteca de cacao en una cacerola y caliente a fuego medio-bajo hasta que se derrita.
2. Retire del fuego y agregue los ingredientes restantes y revuelva bien para combinar.
3. Vierta la mezcla en los moldes de caramelo de silicona y refrigere hasta que se endurezca.
4. Sirva y disfrute.

Por porción: Carbohidratos netos: 0.1g; Calorías: 90; Grasa total: 9.3g; Grasa saturada: 5.3g

Proteína: 2.3g; Carbohidratos: 0.1g; Fibra: 0 g; Azúcar: 0.1g; Grasa 90% / Proteína 10% / Carbohidratos 0%

COOKIES: PRINCIPIANTE

Galletas pecanas

Servicios: 16

Tiempo de preparación: 10 minutos Tiempo de cocción: 20 minutos

ingredientes:

- 1 taza de pacanas
- 1/3 taza de harina de coco
- 1 taza de harina de almendras
- 1/2 taza de mantequilla
- 1 cucharadita de vainilla
- 2 cucharaditas de gelatina
- 2/3 taza de swerve

Indicaciones:

1. Precalentar el horno a 350 F/ 180 C.
2. Rocíe una bandeja para hornear con spray de cocción y reserve.
3. Agregue la mantequilla, la vainilla, la gelatina, el descarvado, la harina de coco y la harina de almendras en el procesador de alimentos y procese hasta que se formen migas.
4. Agregue las pacanas y procese hasta que estén picadas.

5. Hacer galletas de la mezcla preparada y colocar en una bandeja para hornear preparada.

6. Hornee durante 20 minutos.

7. Sirva y disfrute.

Por porción: Carbohidratos netos: 1.3g; Calorías: 146; Grasa total: 14.8g; Grasa saturada: 4,4 g

Proteína: 2.4g; Carbohidratos: 2.9g; Fibra: 1.6g; Azúcar: 0.6g; Grasa 91% / Proteína 6% / Carbohidratos 3%

POSTRE CONGELADO: PRINCIPIANTE

Experto: Classic

Citrus Custard

Servicios: 4

Tiempo de preparación: 10 minutos Tiempo de cocción: 10 minutos

ingredientes:

- 2 1/2 tazas de crema para batir pesada
- 1/2 cucharadita de extracto de naranja
- 2 cucharadas de jugo de lima fresco
- 1/4 de taza de jugo de limón fresco
- 1/2 taza de swerve
- Pizca de sal

Indicaciones:

1. Hierve crema de látigo pesado y edulcorante en una cacerola para 5-6

acta. Revuelva continuamente.

2. Retire la cacerola del fuego y agregue el extracto de naranja, el jugo de lima, el jugo de limón y la sal y mezcle bien.
3. Vierta la mezcla de natillas en ramekins.
4. Coloque ramekins en nevera durante 6 horas.

5. Sirva frío y disfrute.

Por porción: Carbohidratos netos: 2.7g; Calorías: 265; Grasa total: 27.9g; Grasa saturada: 17,4 g

Proteína: 1.7g; Carbohidratos: 2.8g; Fibra: 0.1g; Azúcar: 0.5g; Grasa 94% / Proteína 2% / Carbohidratos 4%

RECETAS DE DESAYUNO

Espárragos asados con huevos revueltos

Completo: 30 min

Preparación: 10 min

Cocinero: 20 min

Rendimiento: 2 porciones

Valores nutricionales:

Calorías: 34, Grasa total: 5.1 g, Grasa saturada: 0,3 g, Carbohidratos: 1,5 g, Azúcares: 0,3 g, Proteína: 1,3 g

ingredientes

- 3/4 libra de nuevos espárragos
- Gran aceite de oliva
- Sal legítima y pimienta oscura naturalmente molida
- 1/8 de taza de parmesano recién molido
- 6 huevos extra grandes
- 3 cucharadas de crema
- 1 cucharada de dispersión sin saltar, aislada
- 2 a 4 cortes de pan de 7 granos

dirección

1. Precalentar la estufa a 400 grados F.

2. Corta las partes extremas de las gangas y, en la posibilidad de que sean gruesas, desnátalas. Ver los espárragos en una hoja de preparación, ducha con aceite de oliva, en ese punto lanzar para cubrir los espárragos totalmente. Esparce los espárragos en una capa solitaria y espolvorea generosamente con sal y pimienta. Ensabular los espárragos durante 15 a 20 minutos, hasta que estén delicados pero al mismo tiempo frescos. Espolvorear con el parmesano y volver a la parrilla durante 5 minutos, o hasta que el cheddar se licue.

3. Mientras se cocinan los espárragos, bate los huevos en un tazón con la crema, y la sal y la pimienta, al gusto. Disolver 1/2 cucharada de margarina en una sartén enorme. Cocine los huevos con el calor más mínimo, mezclándose continuamente

con una cuchara de madera, a la doneness ideal. Expulsar del calor, incluir el resto de la cucharada de 1/2 de propagación, y mezclar hasta que se licue.

Compruebe si hay saborizante, sal y pimienta, si es necesario, y presente con los espárragos asados y pan de 7 granos.

Pan de plátano

Tiempo de preparación: 1 hora Porciones:8

Valores nutricionales:

Grasa: 8 g.

Proteína: 2 g.

Carbohidratos: 9 g.

ingredientes:

- 2 Plátanos medianos, machacados
- 1/2 taza de harina de coco
- 1/4 de taza de mantequilla de almendras
- 2 cucharadas de Eritritol
- 1/4 de taza de nueces picadas

Indicaciones:

1. Combine todos los ingredientes en un tazón. Mezcle hasta que esté bien combinado.

2. Presione la mezcla en moldes de cupcake y congele durante una hora para ajustar.

RECETAS DE ALMUERZO

Pan indio con

verduras

Porciones: 6-8

Tiempo de cocción: 75 minutos

Nutrientes por porción: Calorías: 94 | Grasas: 17 g | Carbohidratos: 4,6 g | Proteínas: 4,5 g

ingredientes:

- 2/3 taza de harina de coco
- 2 cucharadas de psyllium
- 1/2 taza de aceite de coco
- 2 1/2 cucharada de salvado
- 1 1/2 cucharadita de polvo de hornear
- 2 tazas de agua
- 1/2 cucharadita de sal
- Un montón de cilantro fresco
- 1/4 de taza de mantequilla

Proceso de cocción:

1. Mezcle todos los ingredientes secos y agregue el aceite de coco derretido en el codo. Hierva el agua, agregue a la masa y amase la masa. Déjalo durante 5 minutos.

2. Divida la masa en 8 piezas redondas. Enrolla cada pieza en un pastel plano delgado. Freír en una sartén con aceite de coco.

3. Pon pasteles planos en un plato. Derretir la mantequilla, y cortar el cilantro. Lubrique el pan con mantequilla y espolvoree con verduras.

Pan de nube de aguacate

Tiempo de cocción: 30 min Rendimiento: 6 nubes

Datos nutricionales: 76 calorías por nube: Carbohidratos 1.8g, grasas 6.2g, proteínas 4g.

ingredientes:

- 1/4 cucharadita de crema de sarro
- 4 huevos
- 1/2 aguacate, machacado
- Sal al gusto
- Condimento para la cima

Pasos:

1. Caliente el horno a 170 C.
2. Prepare la bandeja para hornear.
3. Batir las claras de huevo con crema de sarro durante 2-3 minutos usando una batidora de manos hasta que picos rígidos.
4. Combinar yemas y aguacate, mezclar bien
5. Agregue los blancos a las yemas suavemente.
6. Forma 6 montículos y coloca la masa en la bandeja para hornear, engrasada. Hazlos planos.
7. Espolvorea con condimento.
8. Hornee durante 30 minutos hasta que estén dorados.

RECETAS DE APERITIVOS

Bollos con semillas de amapola

Porciones: 1-2

Tiempo de cocción: 10 minutos

Nutrientes por porción: Calorías: 89 | Grasas: 13 g | Carbohidratos: 3 g | Proteínas: 7,1 g

ingredientes:

- 1 cucharada de harina de almendras
- 1 cucharada de harina de coco
    - 1 cucharadita de mantequilla
    - 1/2 cucharadita de polvo de hornear
    - 1 huevo
    - 1 cucharada de crema
    - 1/2 cucharadita de semillas de amapola
    - Una pizca de sal

Proceso de cocción:

1. Engrase la forma de hornear silicona.
2. Añade el huevo y la crema. Mezcle todo hasta la uniformidad.
3. Vierta la masa en forma y colótelo en un microondas durante 3 minutos.
4. Corta bollos listos por la mitad y fríe en una sartén seca durante 1 minuto.

Bollos de nueces

con queso

Porciones: 6-8

Tiempo de cocción: 35 minutos

Nutrientes por porción: Calorías: 102 | Grasas: 14,1 g | Carbohidratos: 2,6 g | Proteínas: 20 g

ingredientes:

- 1/2 taza de harina de almendras
- 1/4 de taza de semillas de sésamo
- 1/4 de taza de semillas de girasol
- 1 cucharada de psyllium
- 3 huevos
- 1 1/2 taza de queso rallado
- 1 cucharadita de polvo de hornear

Proceso de cocción:

1. El horno se precalenta a 200°C (400°F).
2. En un tazón, batir los huevos por una batidora hasta masa densa. Agregue el queso y los ingredientes secos, mezcle bien. Deje la masa durante 10 minutos.
3. Cubra la bandeja para hornear con pergamino. Prepara los bollos pequeños y ponlos en una bandeja para hornear.
4. Hornee en el horno durante 18 minutos.

cena

Pan de semillas de sésamo

Porciones: 6

Valores nutricionales: 1 g Carbohidratos Netos ;7 g Proteínas; 13 g de grasa; 100 calorías

ingredientes:

- Semillas de sésamo – 2 cucharadas.
- Polvo de cáscara de psyllium – 5 cucharadas.
- Sal marina - .25 cucharaditas.
- Vinagre de manzana – 2 cucharaditas.
- Polvo de hornear – 2 cucharaditas.
- Harina de almendras – 1,25 tazas
- Agua hirviendo – 1 taza
- Claras de huevo – 3

Indicaciones:

1. Caliente el horno para llegar a 350°F. Spritz una lata para hornear con un poco de spray de aceite de cocina. Poner el agua en una cacerola

   para hervir.

2. Combine el polvo de psyllium, las semillas de sésamo, la sal marina, el polvo de hornear y la harina de almendras.

3. Agregue el agua hervida, el vinagre y las claras de huevo. Utilice un mezclador de manos (menos de 1 min.) para combinar. Coloque el pan en la sartén preparada.

4. Sirva y disfrute en cualquier momento después de hornear durante 1 hora.

Domingo:

Desayuno: Tocino clásico y huevos para uno

¿Qué hay en él (por un lado):

- 2 huevos
- 11/4 oz. de tocino, en rodajas
- tomates cherry (opcional)
- perejil fresco (opcional)

Cómo se hace:

1. Freír el tocino en una sartén a fuego medio-alto. Retire y reserve, dejando grasa de tocino en la sartén.

2. Rompe huevos y colóquelo en sartén, cocina y condimentos al gusto. Puedes cocinarlos revueltos, soleados hacia arriba o como quieras. Opcionalmente, puede agregar un poco de crema para aumentar el contenido de grasa de su comida y añadir sabor extra.

3. Corta los tomates cherry por la mitad y, opcionalmente, fríe rápidamente la grasa del tocino.

4. Coloque todo el contenido de la sartén en su plato de servir. Opcionalmente, sustituya dos fresas o moras por los tomates cherry.

Carbohidratos netos: 1 gramo

Grasa: 22 gramos

Proteína: 15 gramos

Azúcares: 0 gramos pero depende de frutas o verduras opcionales

EL ALMUERZO DE KETO

Domingo: Almuerzo:

Rollups de queso

y pavo

Qué hay en él:

- 3 rebanadas de carne de pavo para el almuerzo
- 3 rebanadas de queso (su elección)
- 1/2 aguacate
- 3 rebanadas de pepino
- un cuarto de taza de arándanos
- puñado de almendras

Cómo se hace:

1. Usando tu queso como pan, haz "rollos de pavo" enrollando la carne de pavo, unas rebanadas de aguacate y las rodajas de pepino.
2. Disfrute y refrigerio de arándanos y almendras.
3. Contiene 13 carbohidratos netos.

Domingo: Cena:

Chuletas de

Cordero

Celebra el sábado por la noche con jugosas chuletas de cordero servidas con mantequilla de hierbas. perfección.

Consejo de variación: servir con una ensalada verde simple u otra verdura. También puede sustituir las chuletas de cerdo.

Tiempo de preparación: 15 minutos Tiempo de cocción: 10 minutos Sirve 4

Lo que hay en él

- Chuletas de cordero (8 qty)
- Mantequilla (1 T)
- Aceite de oliva virgen extra (1 T)
- Sal kosher (al gusto)
- Pimienta molida fresca (al gusto)
- Limón, cortado en cuñas (1 qty)
- Ponga chuletas para llevar a temperatura ambiente.
- Espolvoree con sal kosher y pimienta molida fresca.
- Caliente la mantequilla y el aceite en la sartén. Agregue las

chuletas y el marrón en ambos lados, de 3 a 4 minutos por lado.

- Sirva con rodajas de limón y mantequilla.

Carbohidratos netos: 1 gramo

Grasa: 90 gramos

Proteína: 44 gramos

Azúcares: 0 gramos

www.ingramcontent.com/pod-product-compliance
Lightning Source LLC
Chambersburg PA
CBHW050743030426
42336CB00012B/1630